PETIT COURS D'HYGIÈNE

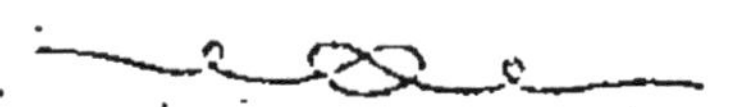

PETIT COURS
D'HYGIÈNE

A L'USAGE

DES JEUNES PERSONNES

Répondant à toutes les questions faites aux Aspirantes au Brevet de capacité

POUR

L'ENSEIGNEMENT PRIMAIRE SUPÉRIEUR

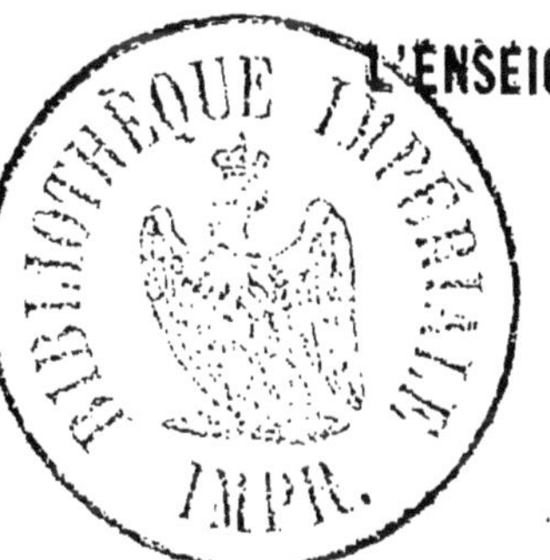

Pluie, vent froid, ciel d'hiver, le rossignol qui de temps en temps chante sous des feuilles mortes, c'est triste au mois de mai. Je ne voudrais pas que mon âme prît autant de part à l'état de l'air et des saisons. Que, comme une fleur, elle s'épanouisse ou se ferme au froid ou au soleil, je ne le comprends pas; mais il en est ainsi tant qu'elle est enfermée dans ce pauvre vase du corps.

Eugénie GUÉRIN.

Par M. A. P.

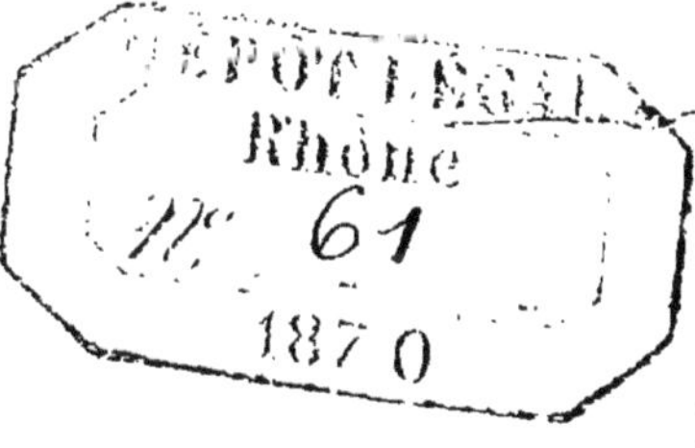

LYON
IMPRIMERIE DE JULES ROSSIER
47, Rue Mercière, 47

1870

HYGIÈNE

NOTIONS PRÉLIMINAIRES

L'hygiène est une science qui a pour objet de diriger sagement nos organes dans l'exercice de leurs fonctions, soit afin de prévenir la maladie, soit afin d'améliorer notre constitution.

L'hygiène nous protége contre le mal; la médecine le chasse. Ne mangez pas trop, dit l'hygiène, vous prendriez une indigestion; l'indigestion venue, la médecine présente les différents remèdes pour la faire disparaître.

Il ne suffit pas à la plante d'apparaître à la lumière, de recevoir chaque jour de l'eau, de l'air et du soleil; il lui faut telle eau, telle terre, tel soleil. Ici la lumière est trop faible, la plante s'étiole; là, l'air est trop brûlant, elle se dessèche. Dans une terre trop forte, par exemple, la vigne se répand en rameaux luxuriants, mais stériles; un sol pierreux lui serait plus convenable; tandis que, dans ce même sol, la belle marguerite ne donne qu'une tige pauvre et rabougrie. Que les conditions matérielles de leur existence soient modifiées par les soins d'un habile jardinier, aussitôt les marguerites s'épanouissent en corolles éclatantes et vigoureuses, et la vigne se couvre de grappes opulentes.

De même il ne suffit pas à l'homme d'apparaître à la vie avec des os, des muscles, du sang; il ne lui suffit pas de trouver une nourriture abondante; il lui faut un milieu, des moyens en rapport avec sa nature, sa constitution, son tempérament, des moyens qui favorisent sa croissance, développent ses forces physiques et le préservent de toute maladie.

L'hygiène a pour but de déterminer ce milieu, ces moyens, et de caractériser ainsi les conditions matérielles et morales de la vie. Nous disons les conditions matérielles et morales de la vie, car l'état du corps est modifié par les aliments, les boissons, l'air, l'habitation, les vêtements; par la tenue du corps, comme aussi par la réaction de l'état moral sur le corps.

Nous dirons successivement quelques mots de chacune de ces influences, et comme leurs effets varient avec la manière d'être, la constitution, le tempérament de chaque individu, nous dirons préalablement quelque chose sur les tempéraments et la manière de les reconnaître.

Questionnaire

1° Qu'est-ce que l'hygiène ?

2° Quel est le but de l'hygiène ?

3° Quelle différence entre l'hygiène et la médecine ?

4° Quelles sont les principales influences hygiéniques capables de modifier l'état du corps?

CHAPITRE I

TEMPÉRAMENTS

Avec le système osseux et le système musculeux, il existe dans le corps humain quatre systèmes qui jouent un grand rôle dans sa constitution, savoir : le système sanguin, le système nerveux, le système lymphatique et le système bilieux.

Le premier a pour siége le cœur, et de là se répand dans toute la masse du corps.

Le second a pour siége le cerveau, et de là se ramifie, par la colonne vertébrale, dans le corps entier.

Le troisième a pour siége le canal thoracique placé devant la colonne vertébrale; le liquide blanc qu'il contient, appelé lymphe, lui arrive de tous les points du corps et se rend dans le cœur.

Le quatrième a pour siége la vessie biliaire; le liquide qu'elle contient est sécrété par le foie.

Lorsque dans une charpente osseuse bien proportionnée, ces quatre systèmes vivent en bonne harmonie, dans un équilibre parfait, ils constituent le tempérament idéal. Mais le plus ordinairement, un de ces systèmes l'emporte sur les autres; de là, les différents tempéraments, sanguin, nerveux, lymphatique, bilieux, que l'on peut définir : une manière d'être du corps, caractérisée par la prédominance d'un ou de plusieurs de ces quatre systèmes, sanguin, nerveux, lymphatique, bilieux.

1° Tempérament sanguin

Une physionomie animée, un regard vif, de la promptitude dans les mouvements, de la franchise, de la bonté, de la vivacité unie à la douceur dans le caractère; l'amour du luxe et de l'extérieur sont les signes caractéristiques du tempérament sanguin. C'était autrefois le tempérament général des femmes; il réunissait chez elles la santé, la bonté et la beauté.

2° Tempérament nerveux

Les caractères les plus ordinaires de ce tempérament sont une physionomie sèche et maigre, une taille ordinairement élancée, un système musculeux peu développé, des mouvements brusques, des sensations vives, une grande variabilité dans le caractère comme dans les impressions et les désirs. Ce tempérament tend à prédominer partout; il est souvent le résultat des habitudes sédentaires et des travaux intellectuels.

3° Tempérament lymphatique

Ce tempérament est caractérisé par une chair molle, lâche, couverte de graisse; le sang est pauvre; pouls, respiration, tout est lent, faible; le caractère est ordinairement mou et rêveur; la masse du corps ressemble à une éponge imbibée d'eau; les humeurs sont sécrétées en trop grande abondance, et les maladies peuvent facilement dégénérer en hydropisie.

4° Tempérament bilieux

Ce qui caractérise cette constitution, c'est la maigreur, la sécheresse, la raideur; une grande promptitude à toutes choses; un teint généralement brun, olivâtre. Ce tempérament est rare chez les femmes, il est plus ordinairement uni à un caractère sérieux, réfléchi, froid, calme et privé d'imagination; il est doué de passions violentes et peut facilement devenir sombre et méchant.

Rarement un seul des systèmes sanguin, nerveux, lymphatique, bilieux, l'emporte sur tous les autres; le plus souvent deux d'entre eux prédominent sur les deux autres; de là, des tempéraments intermédiaires ; de là, chez les femmes, les tempéraments nervoso-sanguins et lymphatico-nerveux: de là, chez les hommes, les tempéraments nervoso-sanguins et bilioso-sanguins.

Puisque la santé parfaite consiste dans l'équilibre parfait des différents systèmes, la prédominance de l'un est déjà un état anormal, une tendance à une maladie véritable.

Questionnaire

1° Quels sont les quatre systèmes qui ont le plus d'influence sur la constitution de l'homme ?

2° Qu'appelle-t-on tempérament ?

3° Qu'est-ce qui caractérise le tempérament sanguin ?

4° Qu'est-ce qui caractérise le tempérament nerveux ?

5° Qu'est-ce qui caractérise le tempérament lymphatique ?

6° Qu'est-ce qui caractérise le tempérament bilieux ?

CHAPITRE II

ALIMENTS

L'homme est en même temps herbivore et carnivore. Les aliments dont il fait usage sont les herbages, les légumes, les farines diverses, les fruits, les œufs, les poissons et les viandes blanches et noires.

On les divise en deux catégories : les aliments faiblement azotés, et les aliments azotés.

Les premiers sont les herbages, les légumes, les fruits, les farines ; les seconds sont les œufs, les poissons, et les viandes.

1° Les herbages, laitues, épinards, choux, etc., sont rafraîchissants, peu nourrissants, de facile digestion, nuisibles aux tempéraments lymphatiques qu'ils affaiblissent encore ; mais utiles aux tempéraments bilieux et sanguins.

2° Les fruits mûrs forment un aliment rafraîchissant, peu nourrissant ; un remède efficace contre la dyssenterie. Doux ou acidulés, ils sont salutaires aux tempéraments irritables, échauffés, nerveux, bilieux, sanguins, mais nuisibles aux tempéraments lymphatiques. Ces propriétés appartiennent uniquement aux fruits bien mûrs; les fruits verts ou à moitié mûrs engendrent très-souvent de dangereuses dyssenteries.

3° Les légumes, les pommes de terre, les farines renferment une assez forte proportion de fécule, et par cela même, une plus grande quantité d'azote que les herbages; leurs propriétés sont à peu près les mêmes.

Il est à remarquer cependant que les légumes secs conviennent peu aux estomacs faibles, cela tient à la nature peu digestive de l'enveloppe du grain farineux, et non à la qualité de la farine qui est aussi légère que la farine de froment.

4° Condiments, poivre, muscade, etc. Leurs propriétés excitantes les rendent contraires aux tempéraments bilieux et sanguins, et contraires aux jeunes personnes. Ce sont de véritables poisons pour les personnes nerveuses, convalescentes. Les tempéraments lymphatiques ont besoin quelquefois de ces excitants.

5° Les œufs, les poissons, les viandes diverses forment la base de toute alimentation substantielle. Les œufs, le poisson et les viandes blanches (veau, chevreau, volaille) sont plus légers. Les viandes noires (mouton, bœuf, gibier) sont plus nourrissantes, mais de plus difficile digestion.

Une nourriture substantielle convient à la jeunesse, surtout à l'âge de croissance et de transformation.

L'âge mûr demande une nourriture variée et adaptée au tempérament ; plus légère, plus herbacée s'il est sanguin, bilieux ; plus chargée en viande noire ou blanche, suivant que l'estomac est plus ou moins faible, le tempérament plus ou moins nerveux ou lymphathique.

La vieillesse est moins exigeante ; elle se contente de peu d'aliments, pourvu qu'ils soient accompagnés d'une goutte de vin vieux et fortifiant.

Tous les tempéraments veulent une grande régularité dans les repas. La régularité est le moyen le plus facile pour éviter les dégoûts qui résultent d'une attente trop prolongée, ou la fatigue que produit l'ingestion dans l'estomac de nouveaux aliments, alors que la digestion n'est pas encore terminée. *Trop manger n'est pas sage.*

L'estomac n'est pas un simple canal, c'est un véritable laboratoire, dans lequel des sucs divers, sécrétés par des glandes spéciales, liquéfient les aliments : si les aliments sont trop abondants, les sucs gastriques ne suffisent plus, et le travail de la digestion devient très difficile et quelquefois impossible.

Questionnaire

1° Quels sont les principaux aliments dont l'homme fait usage?

2° Comment les divise-t-on?

3° Quelles sont les propriétés des herbages? Conviennent-ils à tous les tempéraments?

4° Quelles sont les propriétés des fruits mûrs, des fruits verts? Conviennent-ils à tous les tempéraments?

5° Quelles sont les propriétés des légumes et leur influence sur les tempéraments?

6° Quelles sont les propriétés des condiments, et leur influence sur les tempéraments?

7° Quelles sont les propriétés des aliments azotés?

8° Quelle est la nourriture propre aux différents âges?

9° L'irrégularité des repas est-elle nuisible?

10° En est-il de même de la trop grande abondance de nourriture?

CHAPITRE III

BOISSONS

1° *Lait.* Le lait est un corps très-complexe: il y entre une substance graisseuse, le beurre, et une substance azotée nourrissante, l'albumine ou fromage; de plus une substance rafraîchissante, le petit lait.

En raison de cette composition, le lait est un aliment sain, léger et suffisamment nutritif. Les tempéraments faibles, débilités, irrités, y trouvent un aliment facile et un calmant inoffensif.

Le lait bourru et tiède jouit plus spécialement de ces différentes propriétés; le lait bouilli et chaud, est plus léger que le lait froid.

Quelques docteurs pensent que le lait froid pris après une grande course, dans le moment de la transpiration, est un véritable poison.

Le lait d'ânesse, plus que tout autre, se rapproche de celui qui fait la uonrriture de l'enfant au maillot; moins crémeux, plus léger que le lait de vache, il est aussi plus calmant.

Le lait de chèvre a une odeur et une saveur particulières; il est peut-être plus rafraîchissant que le lait de vache et d'ânesse; le lait de brebis est plus gras et par cela même plus lourd.

Le fromage de vache frais, ou fromage blanc, est froid à l'estomac; il faut le réchauffer avec du sel, du sucre ou tout autre condiment. Les fromages secs, obtenus par la simple solidification de l'albumine, sont sains et digestifs. Les fromages préparés autrement, tels que fromage fort, de Gex, de Roquefort, sont en général très-échauffants.

2° *L'Eau* est sans contredit le corps qui, après l'air, joue le plus grand rôle dans la nature. Aucun être ne peut vivre dans un milieu totalement privé de ce fluide. Tous les corps animaux et végétaux renferment un volume d'eau au moins égal à leur volume. Ce liquide est indispensable à la flexibilité et aux fonctions de leurs organes, comme à l'assimilation des aliments.

Toutes les eaux ne sont pas également bonnes à l'estomac; les unes sont potables, les autres médicinales, d'autres sont nuisibles.

L'eau potable doit dissoudre le savon, cuire les aliments et renfermer une certaine quantité d'air atmosphérique.

L'eau de pluie est généralement la meilleure; l'eau de rivière, celle qui coule au soleil en plein air est, après l'eau de pluie, la plus légère et la plus pure, surtout si, claire et limpide, elle coule sur un sol de gravier et de cailloux.

L'eau de source est quelquefois parfaite, mais ordinairement trop froide. Quant à l'eau de puits, il est urgent, avant de s'en servir, d'examiner si elle dissout le savon et cuit les légumes.

Les eaux bouillantes, tièdes, très-froides, ne peuvent former des boissons hygiéniques. L'eau bouillante stimule et pousse à la transpiration; l'eau tiède affadit et détermine les vomissements; l'eau très-froide, l'eau glacée peut produire des irritations, des inflammations plus ou moins dangereuses, et même des fluxions de poitrine irrémédiables, surtout si l'on se trouve en pleine transpiration. Dans ces circonstances, il est mieux d'attendre, ou d'ajouter à l'eau quelques gouttes de vin, d'eau-de-vie ou de vinaigre.

Les eaux thermales et minérales sont des eaux médicamenteuses, de véritables moyens pharmaceutiques, dont il ne faut user qu'avec ordonnance du médecin.

3o *Le vin* est un mélange d'eau et d'alcool, dans les proportions de 5-25 centièmes d'alcool. Le vin est toujours excitant, irritant, presque toujours salutaire pris en petite quantité; nuisible quand on en abuse. Quelques gouttes de vin suffisent aux enfants et aux femmes; au jeune homme habitué à une vie sédentaire, il faut un vin plus généreux; l'ouvrier est moins difficile sur la qualité, mais il lui en faut une quantité plus grande pour réparer les forces perdues par le travail. Le vin vieux est le lait des vieillards.

Le vin est une boisson agréable, mais dont l'excès produit des inflammations, d'autant plus graves que le tempérament est plus nerveux ou plus sanguin. Le vin accroît momentanément la gaîté et surexcite l'intelligence ; mais l'ivresse entraîne rapidement à l'abrutissement et à la mort...

Les vins rouges nuisent plus que les vins blancs aux tempéraments sanguins ; les vins blancs plus que les vins rouges aux tempéraments nerveux. Les vins les meilleurs pour la santé, sont les vins les moins excitants, tels que le Bordeaux, le Bourgogne. Les vins du Midi sont trop capiteux.

4° *Les liqueurs*. Parmi les liqueurs, les unes sont toniques, excitantes, telles que l'eau-de-vie, le rhum, la chartreuse, etc. ; d'autres, dont le goût est excellent, renferment de véritables poisons ; telles que l'absinthe, le kirsch, etc.

Les premières sont bonnes après dîner, elles activent la digestion ; les dernières sont presque toujours nuisibles. Elles doivent être interdites entre les repas et même après les repas, aux tempéraments nerveux et sanguins.

CHAPITRE IV

L'AIR

La respiration est une des fonctions vitales les plus importantes. « Tel air, tel sang, » dit un proverbe. Tout ce qui vicie l'air, peut vicier le sang et nuire à la santé. Les poumons demandent un air pur, légèrement humide et à une température modérée. Un air trop sec, trop chaud, trop froid, irrite, dessèche les poumons; un air trop humide les distend et les boursoufle.

L'air de la ville, chargé de poussière et de fumée est malsain; celui de la campagne est meilleur. L'air des lieux marécageux est trop humide.

L'air, qui a traversé des foyers de décomposition, chargé de gaz délétères, de corpuscules microscopiques, végétaux ou animaux, engendre rapidement des inflammations et des pulmonies dangereuses.

Le dernier sacrifice à faire est celui de la santé : c'est le sacrifice de la vie; aussi la nécessité seule peut-elle condamner l'enfant, le vieillard, comme l'âge mûr, à respirer un air brûlant, fiévreux ou délétère.

Questionnaire

1° Quelle est la composition du lait?

2° Quelles sont ses propriétés?

3° Le lait froid peut-il être nuisible?

4° Qu'est-ce qui caractérise le lait de vache? le lait d'ânesse et le lait de chèvre?

5° Tous les fromages sont-ils également salutaires?

6° Quelles sont les eaux potables?

7° Laquelle faut-il préférer des eaux de pluie, de source, de rivière et de puits?

8° Les eaux tièdes ou très-froides, sont-elles des eaux potables?

9° Quelle est la composition du vin?

10° Quels sont ses effets?

11° Le vin est-il également utile à tout âge?

12° Quels sont les plus utiles à la santé?

13° Quels sont les effets des liqueurs?

14° L'air est-il une des influences hygiéniques les plus importantes?

15° Quelles sont les qualités de l'air exigées par les poumons?

CHAPITRE V

HABITATION

Le choix d'une bonne habitation n'est pas moins important que le choix d'une bonne nourriture. Une nourriture inférieure dans un pays salubre est préférable à une nourriture supérieure dans un pays malsain.

L'homme est presque toujours déterminé dans le choix des lieux propres à son habitation, par des motifs étrangers à la salubrité; la fertilité du sol fixe les regards du cultivateur; l'industriel est conduit par les avantages commerciaux; rarement l'homme est dirigé par les intérêts de sa santé. Il est bon à chacun pourtant, autant que faire se peut, d'améliorer sa constitution par le choix intelligent du local où il doit vivre.

Les tempéraments lymphatiques, déjà bouffis d'humeur, demandent une situation un peu élevée, sèche, une atmosphère pure et sans brouillards.

Les tempéraments secs, nerveux, bilieux, séjournent plus heureusement dans la plaine, avec une demi-humidité. Les santés faibles redoutent le Nord, le froid trop vif; il leur faut le climat doux et chaud du Midi. Les tempéraments sanguins, bilieux, affrontent impunément les froids du Nord. Tous doivent éviter les lieux marécageux, la proximité des usines, des mares nauséabondes, des amas d'immondices.

Le lieu de l'habitation étant choisi, l'habitation elle-même doit répondre à certaines conditions. L'habitation est une sorte de cloche, sous laquelle chaque habitant doit vivre et grandir; il lui faut, comme aux plantes, de l'air et de la lumière.

De la lumière. Recherchez la lumière du Midi, et s'il est possible, la lumière directe du soleil; sans elle les aliments s'assimilent difficilement, le sang s'appauvrit et le travail devient plus pénible.

De l'air. Choisissez des pièces suffisamment grandes, fermées par de grandes fenêtres; ouvrez-les, en été comme en hiver, deux ou trois fois par jour, mais jamais la nuit, à cause des fraîcheurs.

Ne prenez jamais un logement humide, une construction nouvelle, avec des briquetages fraîchement élevés. Ce sont des causes journalières de rhumatismes, de phthisie pour les grandes personnes, de dartres et de scrofules pour les enfants.

Propreté. La demeure est choisie. Tenez-la proprement. Point de propreté hypocrite. La poussière, accumulée, cachée, gardée dans les coins, devient méchante et fétide. Ne laissez pas séjourner dans une chambre les fleurs odorantes et jamais les fleurs en décomposition.

Les aliments doivent être préparés et conservés dans une pièce différente de celle où loge la famille; déjà les exhalaisons des fruits, des viandes saines, sont malsaines; et, comme très-souvent les fruits et les viandes se décomposent, il en résulte des exhalaisons putrides, très-nuisibles.

Chauffage. Le mode de chauffage le plus sain et le plus agréable est la cheminée au bas de laquelle brûle du bois ou du charbon; c'est un moyen coûteux, mais qui permet à l'air de la chambre de se renouveler continuellement. Les poêles de fonte donnent une chaleur très-variable et dessèchent l'air, surtout si l'on a l'imprudence de les chauffer jusqu'au rouge. Pour en prévenir les mauvais effets, il est bon de tenir constamment sur le feu un vase rempli d'eau.

Le chauffage par les brasiers, les fourneaux à charbons de bois, est toujours nuisible; si l'on est forcé de l'employer dans quelques circonstances, il est nécessaire que le fourneau soit placé sosu une bonne cheminée, ou près d'une fenêtre ouverte.

Les calorifères ne sont utiles que dans les grands établissements.

Eclairage. Pour qu'une habitation soit saine, il n'est pas inutile de veiller à l'éclairage ; quelle qu'elle soit, la lumière vicie l'air en absorbant une grande quantité d'oxygène ; de là, la nécessité de renouveler l'air plus souvent. Les résultats seraient encore plus fâcheux si les lampes fumaient, si les bougies étaient mal éteintes.

Lits. Les lits, à tout âge, doivent être situés dans une pièce sèche, aérée et pas trop chaude. La paille, le crin, la laine et la plume en sont les matériaux ordinaires; voici les effets qui résultent de leur emploi pour l'enfant et pour le vieillard.

La paille, lorsqu'elle est trop dure, peut causer une pression douloureuse qui s'oppose au sommeil et même au délassement.

Le crin et la laine sont assez sains ; ils donnent au lit une mollesse suffisante pour permettre le repos sans fatiguer le corps.

La plume et surtout l'édredon échauffent, amollissent le corps et l'affaiblissent.

Les feuilles de fougère bien sèches sont très-bonnes pour les enfants ; elles ont le grand avantage de sécher complètement.

Les couvertures de laine ou de coton doivent être suffisantes pour préserver le corps de l'impression du froid. Les lits préférables sont les lits de fer, composés d'une paillasse ou d'un sommier et d'un simple matelas. Il est bon de donner à tout l'ensemble une certaine inclinaison, de manière que la tête soit toujours plus élevée que le reste du corps.

Questionnaire

1° Quelle atmosphère doivent choisir les différents tempéraments?

2° Quelle température convient aux différents tempéraments?

3° Les lieux malsains ne sont-ils pas nuisibles à tous les tempéraments?

4° La lumière est-elle nécessaire à une bonne habitation?

5° Est-il nécessaire de bien aérer les appartements?

6° Faut-il éviter les logements humides?

7° La propreté est-elle absolument nécessaire?

8° Faut-il éviter dans un appartement le séjour des fleurs et des aliments?

9° Quel est le chauffage le plus hygiénique?

10° Quels sont les mauvais effets de l'éclairage et comment les éviter?

11° Quelles sont les matières qui entrent dans la composition d'un lit?

12° Quelles sont celles qui doivent généralement être préférées?

13° Quelle est la composition d'un bon lit?

CHAPITRE VI

VÊTEMENTS

Les vêtements ont pour but : 1° de garantir le corps des intempéries des saisons et des vicissitudes atmosphériques ; 2° d'entretenir à la surface du corps un certain degré de chaleur ; 2° d'absorber les produits des sécrétions cutanées.

Pour arriver à ces résultats, il est nécessaire de couvrir le corps, pas trop abondamment, mais suffisamment ; la jeunesse a un sang plus actif, et peut résister au froid plus facilement que la vieillesse glacée par les ans.

Evitez, dans les dimensions des vêtements, les exagérations de la mode et de la vanité. Donnez de la grâce aux robes, mais qu'elles recouvrent le cou et les épaules si sensibles à l'humidité, au serein et à toutes les variations de température.

Donnez aux jupes des enfants plus de longueur, et pour le plaisir de faire paraître des jambes bien faites et des mollets grassouillets, ne laissez pas bleuir de froid cette peau tendre et délicate.

Il fait beau en automne, gardez les vêtements d'été ; il fait froid au printemps, gardez encore les vêtements d'hiver. Le nom ne fait rien à la chose; les vêtements ne sont pas pour telle époque, mais pour tel état de l'atmosphère.

Les vêtements noirs sont peu hygiéniques ; ils préservent peu des rayons solaires en été, et conservent difficilement la chaleur intérieure pendant l'hiver ; les vêtements blancs sont, en toutes saisons, préférables.

Les corps les plus mauvais conducteurs de la chaleur sont plus chauds en hiver et plus froids en été. A cet égard on peut classer ainsi les matières ordinaires des vêtements : la laine (laine blanche) d'abord, puis le coton, la soie et enfin le fil.

La flanelle sur la peau est hygiénique, mais n'abusez pas de ce moyen en y assujettissant de trop bonne heure les enfants; plus tard, le corset de flanelle sera plus utile. Quelques-uns prétendent que lorsqu'on a porté de la flanelle, il est dangereux d'y renoncer ; ce n'est pas complètement vrai, quand l'affection qui l'a fait prendre est terminée, on peut la quitter surtout la nuit, de même qu'on cesse de prendre des médicaments, la maladie disparue.

La peau, les poils, les fourrures composent aussi des vêtements très-chauds, plus chauds peut-être que la laine. Ils ont principalement l'avantage de concentrer l'électricité animale dans le corps, et par cela même de favoriser les tempéraments lymphatiques.

Les vêtements sont la demeure ambulante

dans laquelle s'abrite le corps; aussi, pas de vêtements humides, mouillés, malpropres; car, bien loin d'entretenir la chaleur du corps, ils le refroidiraient par l'évaporation; bien loin de favoriser la transpiration, ils l'arrêteraient, et par là suspendraient les fonctions vitales les plus importantes.

Forme des habits. La sagesse avant la vanité, et cela pour les mères de famille comme pour les jeunes filles. Le vêtement est fait pour protéger, et non pour transformer ce que la nature a bien fait. L'enfant grandit, se développe, ne l'affublez pas de costumes capables de gêner sa croissance : de l'ampleur donc pour que tous les mouvements soient faciles, point d'habits de parade, rien de trop précieux, rien qui puisse leur défendre la gymnastique perpétuelle qui leur est si nécessaire. Les accrocs dans un vêtement de modique valeur épouvanteraient moins les mères et feraient verser moins de larmes aux enfants.

La jeune personne est plus calme, plus modérée dans ses mouvements, mais elle doit se souvenir de ce proverbe : « Mieux vaut taille de citrouille et bonne santé, qu'une taille de guêpe et mourir à vingt ans. » On abuse de tout! Le corset est fait pour soutenir la poitrine, et la ceinture pour donner plus de grâce aux vêtements; mais ce ne sont pas des moyens constricteurs, qui, le plus souvent, produisent, après quelques années, des déviations de la colonne vertébrale, et bon nombre d'autres maladies.

Questionnaire

1° Quel est le but des vêtements?

2° Faut-il, dans la grandeur des vêtements, sacrifier l'utile à la mode?

3° Les vêtements sont-ils pour telle époque ou pour telle température?

4° Quelle est, dans les vêtements, la couleur préférable?

5° Quelles sont les différentes matières du vêtement?

6° Quelle est la matière préférable en été et en hiver?

7° Que faut-il penser du corset de flanelle?

8° Que faut-il penser des fourrures?

9° Les vêtements humides sont-ils nuisibles?

10° Le costume doit-il gêner les enfants dans leurs mouvements?

11° Que penser du corset, de la ceinture?

CHAPITRE VII

HYGIÈNE DU CORPS

Hygiène de la peau. La peau se compose de deux couches, l'une extérieure, appelée épiderme, l'autre intérieure, appelée derme.

L'épiderme, tissu destiné à préserver les chairs du contact des corps voisins, est percé d'une infinité de petites ouvertures, par lesquelles ont lieu l'absorption des gaz atmosphériques et le passage à l'extérieur de la sueur, sécrétée par un grand nombre de glandes, logées dans la masse du derme.

Ces deux fonctions, l'absorption et la transpiration sont très-importantes. Elles exigent la propreté, un air passablement sec, le passage graduel d'une température à une autre, enfin de la chaleur.

1° La propreté. Tout enduit sale et poudreux produit sur le corps l'effet d'un vernis et ferme tous les passages. Il est bon, pour éviter ces résultats, aux lavages partiels et habituels des mains et des pieds, d'ajouter, de temps à autre, les lavages à grande eau, l'emploi des bains.

2° Un air passablement sec. Un air humide tend à amollir, à dissoudre la surface cutanée.

3° Passage graduel d'une température à une autre. Le passage subit du froid au chaud fatigue, énerve. Un membre gelé ne doit pas être présenté au feu; le feu produirait la décomposition et la gangrène; il doit être frotté avec de la neige, afin d'arriver peu à peu à une température plus douce. Le passage subit du chaud au froid ferme les pores, arrête la sueur et occasionne les rhumes et les fluxions de poitrine. Il est important, dans ces circonstances, de rétablir la transpiration, soit par les frictions, soit par les infusions sudorifiques.

4° La chaleur. Parmi les procédés hygiéniques les plus capables d'entretenir la chaleur et la vigueur de la peau, le plus ancien, comme aussi le plus efficace, est le lavage à eau tiède ou froide pendant une ou deux minutes, accompagné de frictions exécutées avec un linge ou une éponge. Après cette opération la peau, rapidement séchée, devient rouge, chaude, ferme et plus capable de supporter les variations de température. Cet exercice, souvent répété préserve, surtout les enfants, des rhumes, des fluxions de poitrine, et, en général, de la plupart des maladies de la peau.

2° *Hygiène des cheveux.* En poussant, les cheveux soulèvent une multitude de petites pellicules ; ces pellicules, unies à la poussière, forment à leur base un enduit qui peu à peu les détériore et les fait tomber. Pour éviter ces mauvais effets, on emploie le peigne, la brosse et les lavages à grande eau. Les cheveux trop secs demandent, pour leur conservation, une matière grasse et huileuse. Les cheveux trop gras doivent être desséchés par la brosse et les lavages. La coupe des cheveux est le moyen le plus facile pour prévenir leur chute.

3° *Hygiène des yeux.* La lumière est l'aliment des yeux ; mais de même que la trop grande abondance ou le trop peu de nourrriture nuit à l'estomac, de même, trop ou trop peu de lumière, comme aussi le passage subit de la lumière à l'obscurité, et réciproquement, nuit à la vue. Le feu qui flamboie, les fournaises scintillantes, les corps qui réfléchissent la lumière avec trop d'intensité, les lumières trop brillantes ou tremblantes, sont autant de causes capables d'éblouir ou de fatiguer l'œil.

4° *Hygiène de l'oreille.* L'hygiène ne donne qu'un simple conseil : la propreté. Eviter l'introduction de tout ce qui pourrait blesser les organes du tympan, et pour cela ne pas craindre de porter habituellement du coton.

5° *Hygiène du mouvement.* Le mouvement est nécessaire à l'homme; le travail de l'estomac, du cœur, des poumons, de la tête, attire le sang à ces différents organes; le travail des pieds et des mains est nécessaire pour l'attirer aux extrémités, et maintenir l'équilibre.

Nous l'avons déjà dit, la vie matérielle de l'enfant est plus active; il lui faut plus de mouvements, à la jeune personne un peu moins; à la vieillesse un rayon de soleil suffit.

Le mouvement se présente à l'état de courses variées, de promenades à pied, à cheval et en voiture, à l'état de gymnastique.

Les courses variées sont le partage des enfants et quelquefois des jeunes personnes; elles doivent être proportionnées aux forces et au tempérament. La promenade est bonne pour les tempéraments faibles; elle a l'inconvénient de laisser à l'esprit toute sa liberté d'action, et d'empêcher le repos qui lui est tout aussi nécessaire.

La danse des anciens, la danse héroïque, la danse des fêtes religieuses, la danse mesurée et cadencée par les strophes de la victoire, ou celles exécutées en l'honneur du dieu d'Israël, pouvaient être très-utiles. La danse moderne, exécutée dans des salons dont l'air est empoisonné, la danse moderne, exécutée avec un rhythme et un ensemble propres à faire vibrer dans une jeune personne un système nerveux, déjà par trop irritable et passionné, est, suivant les rationalistes eux-mêmes, l'exercice le plus nuisible à la santé.

L'équitation pour quelques tempéraments est un remède, pour d'autres un exercice nuisible, qu'il ne faut employer qu'avec l'ordonnance du médecin.

La course en voiture produit de bons effets, plutôt par le changement d'air que par le mouvement qu'elle nous procure.

La gymnastique, en général, n'est pas faite pour les jeunes personnes; cependant, dans certains cas, elle peut être très-utile, lorsqu'un membre manque de vigueur, quand la colonne vertébrale est déformée, lorsque la cavité de la poitrine n'a pas assez de développement. Dans ces différentes hypothèses, ne rien faire sans l'ordonnance du médecin.

Questionnaire

1° Quelles sont les fonctions de la peau?

2° Quels sont les conseils donnés par l'hygiène pour entretenir l'absorption et la transpiration cutanées?

3° Quelle est la cause fréquente de la chute des cheveux?

4° Quels soins faut-il leur donner?

5° Quel genre de lumière est nuisible aux yeux?

6° Quels sont les soins à donner à l'oreille?

7° Le mouvement est-il nécessaire à la santé?

8° Les courses à pied, les promenades, sont-elles utiles?

9° Que faut-il penser de la danse?

10° Que faut-il penser de l'équitation?

11° Que faut-il penser de la course en voiture?

12° Que faut-il penser de la gymnastique?

CHAPITRE VIII

ACTION RÉCIPROQUE DE L'AME

SUR LE CORPS

Le corps et l'âme sont distincts par leur nature, par leur mode d'existence; isolés, l'un ferait un ange, et l'autre, moins qu'une bête; réunis, ils forment l'homme; ils forment le luth harmonieux des poëtes, dont la corde représente l'âme, et le bois, le corps; quand la corde résonne, le bois vibre avec elle; brisez la caisse sonore, la corde est sans voix. Ils sont tellement liés l'un à l'autre, que l'état de l'un réagit invariablement sur l'état de l'autre.

L'idiot possède une âme, il paraît sans raison pourtant; il manque quelque chose à son corps pour que l'âme puisse agir. La fièvre exalte l'imagination, les maladies d'estomac rendent morose, sombre. Le matin, quand le corps est calme, tranquillisé par le sommeil, l'âme est plus disposée à la méditation, à l'étude. Après le dîner, le travail de l'estomac endort les facultés intellectuelles. Toute maladie, tout état anormal du corps entraîne ordinairement un état anormal de l'intelligence. Pascal possédait une grande âme dans un corps chétif. Il a fait beaucoup, mais que n'aurait pas exécuté la plus vaste intelligence de cette époque, si une santé robuste lui avait permis de réaliser les projets de son incomparable génie?

Il importe donc à l'âme de bien soigner son corps. Il importe aussi au bien-être de notre corps, que nous donnions tous nos soins à notre âme : de l'hygiène, de la santé de celle-ci dépend l'hygiène et la santé de celui-là. Il n'y a pas de pire maladie que le chagrin de l'âme : la tristesse détruit l'appétit; une nouvelle fâcheuse blanchit les cheveux, occasionne une attaque d'apoplexie; la joie, le contentement double notre vie, et la médecine a bon espoir, tant que la force morale n'est pas éteinte. De là, quelques conseils utiles, non pas seulemont pour la vie chrétienne, mais aussi pour la vie matérielle, pour la vie de famille.

1° Instruire l'âme des devoirs dus à notre corps : 1° Fuir les études excessives qui élèvent l'âme et tuent le corps; 2° Proportionner le travail au tempérament, bonne distribution des études; 3° Eviter la paresse de l'esprit, elle entraîne presque toujours la paresse du corps.

2° Fuir les lectures frivoles, elles font perdre un temps précieux, nécessaire à acquérir ce que réclame le corps chaque jour. Elles font oublier les heures du repos et le sommeil. Les illusions auxquelles elles donnent naissance, faussent le jugement, occasionnent des perturbations fâcheuses pour l'âme et pour le corps. Les récits heureux passionnent, amollissent l'âme et la rendent incapable de supporter les difficultés matérielles de la vie, produisent les maladies de langueur, et quelquefois le désespoir et la mort. Quelques lectures, sans être frivoles, exaltent l'imagination littéraire et sentimentale, ou l'imagination mystique et religieuse; il est utile d'examiner le caractère et le tempérament avant de les permettre; elles peuvent conduire à des aspirations exagérées, et à un choix de vie et de mortification aussi nuisible au corps qu'à l'âme.

3° A plus forte raison, fuir les mauvaises lectures; elles excitent les mauvaises passions, qui toutes sont contraires au bien-être du corps.

L'orgueil, désir excessif et déréglé de dominer les autres, de s'élever au-dessus d'eux, conduit à sacrifier le réel, l'utile à la grandeur imaginaire et fugitive, à sacrifier tout à la vanité, à la beauté extérieure, tandis que le corps souffre du froid, de la faim, de la maladie.

L'avarice est un amour immodéré des biens de ce monde. Dévoré du désir insatiable d'amasser toujours, l'avare s'impose mille veilles, mille travaux pénibles, mille privations qui, peu à peu, épuisent ses forces et compromettent sa santé.

La luxure, amour déréglé des plaisirs des sens, est de toutes les passions la plus funeste à la santé : elle détruit l'équilibre général en faisant prédominer le système nerveux ; elle dénature et débilite le sang, engendre quelquefois les maladies les plus dangereuses et les plus humiliantes, et répand sur la physionomie un extérieur de dégradation et de mort.

Une nourriture constamment trop recherchée rend l'estomac difficile et paresseux ; une nourriture trop abondante précipite le sang vers la tête, et prédispose aux attaques et aux congestions cérébrales.

Il suffit de considérer l'homme en colère, pour comprendre les fâcheuses conséquences de cette passion déplorable : le sang se porte à la tête, la parole, la respiration deviennent difficiles, saccadées ; tout indique une perturbation générale qui peut se terminer, surtout chez les tempéraments sanguins et nerveux, par la folie et l'apoplexie.

Le premier effet de la paresse est de nous priver des choses nécessaires à la vie ; le deuxième est d'affaiblir peu à peu, en faisant dominer le système lymphatique, tous nos organes, qui, par le travail, s'assimilent plus facilement les substances nutritives. La phthisie, les maladies de langueur, sont souvent la conséquence de la paresse.

4° Eviter les grandes émotions, favoriser les bons sentiments, ceux qui nous font haïr le vice et aimer la vertu ; mais apprendre à les dominer.

5° Les caractères tiennent de l'âme et du corps, des sentiments et des tempéraments, nous l'avons dit. Un tempérament sanguin est uni à un caractère gai, facile, capable d'amour ou de haine, mais pas jusqu'à l'héroïsme ; le tempérament bilieux est uni à un caractère froid, irascible, il aime et hait rarement, mais il est sans limites dans l'amour et la haine. Le tempérament lymphatique est mou et sans caractère ; il pencherait vers la douceur et la jalousie. Le tempérament nerveux s'unit souvent à un caractère léger, inconstant, passionné.

Attaquer les caractères, c'est donc attaquer les tempéraments; alors il est important, pour les modifier, de ne pas les brusquer, mais d'agir avec eux comme avec les plantes exotiques que l'on veut acclimater dans un pays froid. Ils ont tous quelque chose de bon, il faut seulement les modifier ou les adoucir.

En général, éviter de détruire l'équilibre de l'âme pour ne pas détruire l'équilibre du corps.

Questionnaire

1° Le corps a-t-il une grande influence sur l'âme?

2° L'âme a-t-elle une grande influence sur la corps?

3° L'état du corps peut-il dépendre de la bonne direction donnée au travail intellectuel?

4° Que penser des lectures?

5° Quel est l'effet des passions sur le corps?

6° Les caractères et les tempéraments ont-ils quelques rapports?

7° N'est-il pas nécessaire d'agir avec mesure et sagesse dans le traitement des caractères?

TABLE

Notions préliminaires. Définition, utilité, division du traité 7

CHAPITRE I.

Tempéraments. Systèmes, sanguin, nerveux, lymphatique, bilieux. 10

CHAPITRE II.

Aliments, herbages, fruits, légumes, condiments, œufs, poissons, viande, nourriture propre aux différents âges. Régularité, modération dans les repas. . . . 15

CHAPITRE III.

Boissons. Lait, ses propriétés; lait de vache, lait d'ânesse, lait de chèvre, fromage 19

Eau. — Eau potable, eau de pluie, de source, de puits, eau tiède, eau glacée. 20

Vin. — Ses effets les plus utiles à la santé. Liqueurs 21

Chapitre IV.

Air. — Qualités de l'air exigées par les poumons 23

Chapitre V.

Habitation. — Atmosphère du lieu de l'habitation, sa température. Lumière, air, humidité, propreté, séjour des fleurs, des aliments, chauffage, éclairage. Lits, leur composition 25

Chapitre VI.

Vêtements. — But des vêtements, longueur des vêtements, époque de tel ou tel vêtement, couleur des vêtements, matière des vêtements, flanelle, fourrures, effets des vêtements humides, corset, ceinture. 30

Chapitre VII.

Hygiène du corps, des cheveux, des yeux, de l'oreille, du mouvement. Courses, promenade, voiture, danse. Equitation. Gymnastique 34

Chapitre VIII.

Action réciproque de l'âme sur le corps. Influence du travail intellectuel, des lectures et des passions sur la santé . . 40

www.ingramcontent.com/pod-product-compliance
Ingram Content Group UK Ltd.
Pitfield, Milton Keynes, MK11 3LW, UK
UKHW020217200726
13856UKWH00004B/1447

9 782013 190800